WHEAT*G*RASS

Si este libro le ha interesado y desea que lo mantengamos
informado de nuestras publicaciones, puede escribirnos a
comunicacion@editorialsirio.com,
o bien registrarse en nuestra página web:
www.editorialsirio.com

Diseño de portada: Editorial Sirio, S.A.

©   de la edición original
    Neil Stevens

©   de la presente edición
    EDITORIAL SIRIO, S.A.

EDITORIAL SIRIO, S.A.   NIRVANA LIBROS S.A. DE C.V.   ED. SIRIO ARGENTINA
C/ Rosa de los Vientos, 64   Camino a Minas, 501   C/ Paracas 59
Pol. Ind. El Viso   Bodega nº 8,   1275- Capital Federal
29006-Málaga   Col. Lomas de Becerra   Buenos Aires
España   Del.: Alvaro Obregón   (Argentina)
                               México D.F., 01280

www.editorialsirio.com
sirio@editorialsirio.com

I.S.B.N.: 978-84-7808-958-1
Depósito Legal: MA-207-2014

Impreso en Imagraf

Neil Stevens

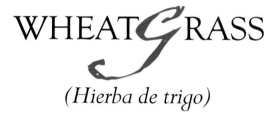

WHEATGRASS

(Hierba de trigo)

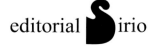

editorial Sirio

A Kanta Motwani, por el tesoro de su amistad y por haber puesto al *wheatgrass* en mi camino.

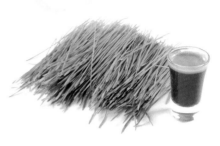

INTRODUCCIÓN

Todos mis antepasados fueron agricultores y pastores de ganados, gente de campo y de montaña. En mi primera infancia mis padres se trasladaron a las afueras de la ciudad, no obstante, hasta la adolescencia viví en un entorno eminentemente rural. En las veladas en que todos los vecinos nos reuníamos para desgranar maíz, descascarillar almendras o ayudar en cualquier otra labor, escuchaba embelesado, antes de que me rindiera el sueño, las historias y relatos que contaban los mayores. Más de una vez les oí hablar de sanadores o curanderos capaces de diagnosticar dolencias del cuerpo y del espíritu con solo mostrarles una prenda de la persona. Otros curaban la culebrilla o herpes zoster con saliva, y había también quien solucionaba con un fuerte abrazo casi cualquier problema de huesos. En general los describían como personas bondadosas y muy humildes, pero capaces de devolver la salud y la vitalidad a enfermos que, muchas veces, habían sido desahuciados por los médicos. Grande fue siempre mi curiosidad hacia dichos hombres y mujeres, pero pasó mucho tiempo antes de que pudiera conocer directamente a alguno de ellos.

Y esa curiosidad infantil insatisfecha fue lo que, unos veinte años después, me llevó a visitar a F. El periódico de la ciudad donde yo vivía entonces —distante unos doscientos kilómetros del domicilio de F.— había publicado un extenso artículo sobre él, relatando sus sorprendentes curaciones, entre ellas, numerosos casos de cáncer.

Mi primera entrevista con F. se demoró hasta la madrugada, pues los últimos pacientes se marcharon ya pasadas las once de la anoche. Su edad era difícil de precisar, pero debía andar por los setenta. Personaje eminentemente nocturno, con todo el cabello y sin canas, de cuerpo enjuto y con una pierna más corta que la otra, lo cual le hacía caminar con dificultad a pesar de su grueso zapato ortopédico. Sus rasgos eran duros, sus ademanes bruscos y su conversación, cuando no estaba con un paciente, mordaz. Nada que ver con los bondadosos y casi angelicales sanadores sobre los que había oído hablar en mi infancia.

Pero a pesar de todo ello congeniamos bastante, y pasé muchas horas nocturnas en su compañía, escuchándole, a veces discutiendo con él y en ocasiones presenciando cómo atendía a los pacientes, algunos venidos de muy lejos. F. había vivido gran parte de su vida en Sudamérica, principalmente en Venezuela y Brasil, lo que a mis ojos le confería una aureola de misterio. Yo escuchaba con atención sus relatos de otras tierras y otras gentes, mientras una colorida cotorra revoloteaba por la casa para terminar casi siempre posándose en su hombro. Al parecer había sido su única compañía durante muchos años, tal vez su única familia. Creo recordar que las consultas eran gratuitas, tan solo cobraba los productos que entregaba al paciente, pese a ello, en un tiempo bastante breve había reunido una suma de dinero nada despreciable. Era notable su aplomo y la gran seguridad que tenía en sí mismo. Tras embadurnar la pierna o la espalda del enfermo con una crema verdosa le entregaba ceremoniosamente el tarro diciéndole: «¡Con esto te vas a curar!» y en muchas ocasiones así era. Los pacientes salían de su casa contentos, incluso eufóricos.

Los tratamientos que mandaba implicaban el uso de sustancias muy comunes (sal, bicarbonato, aceite de oliva, agua oxigenada) pero lo importante eran unos pocos «medicamentos» de su creación, algunos de los cuales se debían tomar en ayunas o antes de las comidas, mientras otros eran cremas y líquidos para masajear la parte del cuerpo afectada. Al preguntarle por la composición de sus remedios solía decir que la base de todos ellos era una planta de la selva amazónica, cuyas cualidades curativas había aprendido de los indios. Su laboratorio, o más bien la habitación donde fabricaba sus productos estaba siempre cerrada con llave. Sin embargo un día descubrí por casualidad cual era aquella misteriosa planta, el ingrediente principal y mágico de todos sus preparados. Para mi gran asombro vi que se trataba simplemente de hierba tierna, recién segada en los campos cercanos a su casa.

Por circunstancias que no vienen al caso tuve que dejar de visitar a F. poco después y durante los treinta y siete años siguientes apenas me acordé de él. Sin embargo recientemente su recuerdo volvió con fuerza a mi vida, al enterarme de cómo una amiga muy apreciada se estaba recuperando de una grave enfermedad con la medicina ayurvédica y tomando cada día *wheatgrass*, es decir, hierba de trigo.

Una rápida búsqueda en Internet me dejó asombrado al ver las sorprendentes cualidades del wheatgrass.

Y como, en parte debido a la edad, tengo ya mi cuota de achaques, decidí probar yo también. En las páginas que siguen expongo la información que he reunido sobre la hierba de trigo, un alimento (me cuesta no llamarle medicina), muy económico y saludable, fácil de cultivar en casa y cuyos efectos benéficos, que he podido comprobar en mí mismo y en otros, puedo calificar sin miedo como espectaculares. En este libro utilizo como sinónimas las denominaciones «hierba de trigo», wheatgrass y «brotes de trigo» y uso indistintamente cualquiera de ellas para designar a la planta del trigo que ha alcanzado entre 10 y 20 cm de altura, poco antes o en el momento en el que aparece en ella el primer nudo.

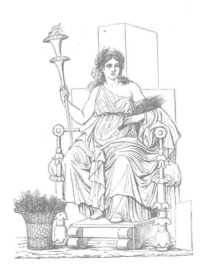

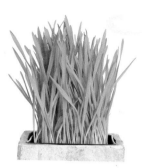

UN POCO DE HISTORIA

El trigo (*triticum vulgare*) pertenece a la familia de las gramíneas y es uno de los tres cereales más cultivados en el mundo, habiendo constituido durante miles de años la base de la alimentación occidental. Se han hallado restos carbonizados de granos de trigo y huellas de granos en barro cocido con 8700 años de antigüedad. Desde los comienzos de la civilización egipcia fue un cultivo importante. Hasta nosotros han llegado diversos murales del antiguo Egipto que muestran escenas del cultivo del trigo. Algunos autores afirman que

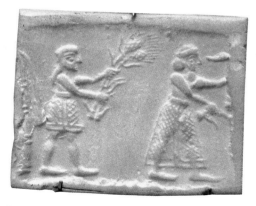

Impresión moderna de un cilindro sumerio que muestra al rey-sacerdote y a su acólito alimentando con trigo al rebaño sagrado. Aprox. 3200 a. de C.

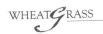

el consumo de brotes de trigo era usual ente los faraones y las clases altas de la sociedad egipcia. Se dice también que Nabucodonosor, que reinó en Babilonia entre los años 605 y 562 a. de C., en su último periodo vital se alimentaba únicamente hierbas tiernas, siendo los brotes de trigo y de cebada su principal alimento, y al parecer así logró recuperar la salud física y mental.

Desde Egipto, el cultivo del trigo pasó a las civilizaciones griega y romana. La diosa griega del pan y de la agricultura era

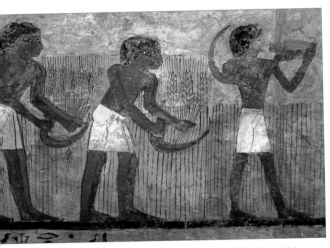

Deméter, que en Roma se llamó Ceres, procediendo de ahí la palabra cereal. En Roma, el gobierno aseguraba el mantenimiento de los ciudadanos sin posibilidades económicas abasteciendo

Una de las numerosas pinturas murales con escenas del cultivo del trigo que se encontraron en la tumba de Ounsou (1450 a. de C.), escriba que contabilizaba las cosechas de cereales del templo de Amon, en Tebas. (Museo del Louvre).

trigo a un bajo precio y regulando la molienda y la fabricación del pan.

En la Biblia la palabra «trigo» aparece cuarenta veces, sin embargo el documento de aquella época más espectacular para quienes nos interesamos en la hierba o los brotes de trigo es sin lugar a dudas el cuarto libro del *Evangelio de los*

Esenios, texto arameo hallado en 1923 en la biblioteca del Vaticano por el doctor Edmond Bordeaux Székely. Reproduzco seguidamente algunos pasajes del penúltimo capítulo de dicho evangelio, considerado apócrifo por la Iglesia:

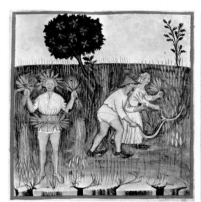 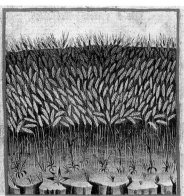

Escenas del *Tacuinum Sanitatis*, famoso manual medieval sobre salud y bienestar.

Y Jesús se sentó bajo un árbol viejo y nudoso, sosteniendo en sus manos un tiesto de arcilla en el que crecía hierba tierna de trigo, la más perfecta de las hierbas generadoras de semillas. Y la tierna hierba del tiesto estaba radiante de vida, al igual que la hierba y las plantas que cubrían las colinas hasta los campos lejanos. Y Jesús acarició la hierba con sus manos, tan suavemente como lo haría con la cabeza de un niño.

Decía Jesús a los discípulos que le seguían:

…el regalo más precioso de vuestra Madre Terrenal es la hierba que crece bajo vuestros pies y que holláis sin pensar…
…Ahora os hablaré de cosas misteriosas, pues ciertamente os digo, la humilde hierba es más que un alimento para los hombres

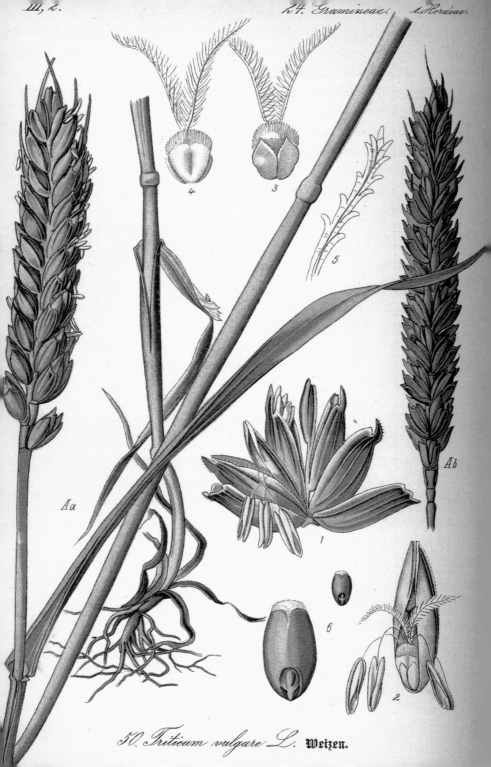

y las bestias. Esconde su gloria bajo un humilde aspecto, como el rey que visitaba las aldeas de sus súbditos disfrazado de mendigo, sabiendo que así le contarían muchas cosas y sin embargo caerían postrados de terror ante su rey. Así esconde la hierba su gloria bajo su humilde manto verde, y los Hijos de los Hombres caminan sobre ella, la surcan con el arado, alimentan con ella a los animales, mas no saben los secretos que en ella se ocultan... Pero los Hijos de la Luz sabrán lo que yace oculto en la hierba, pues les es dado llevar consuelo a los Hijos de los Hombres. Así nos enseña la Madre Terrenal con este puñado de trigo en una sencilla vasija, como la que usáis para beber la leche y recoger la miel de las abejas....

Seguidamente Jesús explica con detalle cómo proceder para cultivar los brotes de trigo.

...Y humedecí un puñado de trigo, para que el Ángel del Agua entrara en él. El Ángel del Aire también lo abrazó, y el Ángel del Sol, y el poder de los tres Ángeles despertó también al Ángel de la Vida en el trigo, y en cada grano nació el retoño y la raíz. ...Luego puse el trigo despertado en el suelo con el Ángel de la Tierra, y el poder de la Madre Terrenal y de sus ángeles entró en el trigo, y cuando el sol hubo descendido cuatro veces los granos se convirtieron en hierba. Ciertamente os digo, no hay milagro mayor que éste.

...Pues en la hierba están todos los ángeles. Aquí está el Ángel del Sol en el brillante color verde de las hojas del trigo.

Ciertamente os digo, todo lo que es verde y con vida tiene el poder del Ángel del Sol en su interior, como las hojas tiernas del trigo.

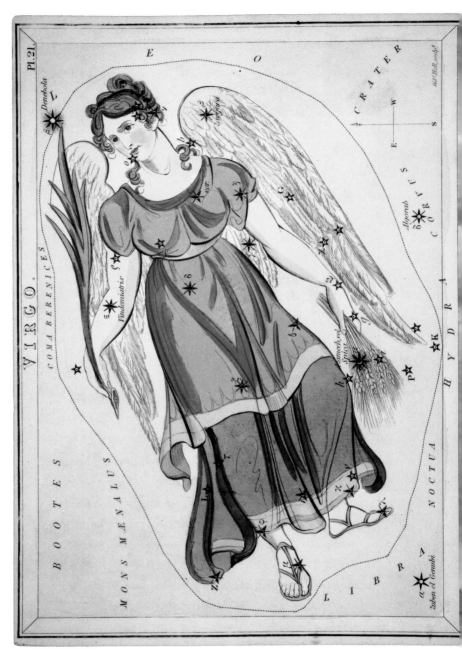

Ser alado representando al signo astrológico Virgo, con una espiga de trigo en la mano. Imagen contenida en *familiar treatise on astronomy* de Jehoshaphat Aspin, obra publicada en Londres en 1825.

Más explícito imposible:

…Pues en verdad os digo, no es tan solo en forma de pan como nos alimenta el trigo. Podemos comer también las hojas tiernas de su hierba, para que el vigor de la Madre Terrenal entre en nosotros. Mas masticad bien la hierba, pues el Hijo del Hombre tiene dientes diferentes de las bestias, y solamente cuando masticamos bien las hojas de la hierba puede el Ángel del Agua entrar en nuestra sangre y darnos fortaleza. Comed, entonces, Hijos de la Luz, de ésta, la más perfecta hierba de la mesa de nuestra Madre Terrenal, para que vuestros días sean muchos en la tierra, pues ello encuentra favor a los ojos de Dios.
Finalmente, habrá de marchitarse, pues el pequeño tiesto de arcilla no puede contener el lapso entero de la vida del trigo…
Reunid pues los granos de trigo y sembradlos en pequeños tiestos de arcilla…

Y uno a uno, los hermanos se sentaron reverentes ante el poder de los ángeles, sosteniendo en sus manos la tierna hierba de trigo. Y Jesús alzó el pequeño tiesto con las hojas de la tierna hierba de trigo como en una bendición, y caminó hacia las soleadas colinas, a lo largo de la orilla del río, como era la costumbre de todos los hermanos. Y los demás le siguieron, guardándose cada uno las palabras de Jesús en su pecho, como si fueran joyas preciosas.

¿Qué podríamos añadir a estos fragmentos del Evangelio de los esenios, libro IV? La claridad de las palabras de Jesús es meridiana. Aquí no habla con parábolas. Según este texto, la «tierna hierba de trigo» es un alimento con propiedades únicas cuyo humilde aspecto oculta un enorme poder, pues contiene las fuerzas y las energías del aire, del agua, de la tierra y del sol, a las que Jesús se refiere como «ángeles». No soy muy religioso, y además este evangelio está entre los «apócrifos», pero no puedo estar más de acuerdo con la opinión de Jesús sobre la hierba de trigo.

LA HIERBA DE TRIGO EN LOS TIEMPOS MODERNOS

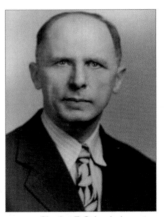

Charles F. Schnabel

El pionero de la investigación y el uso de la hierba de trigo en el siglo XX fue un ingeniero químico norteamericano llamado Charles Franklin Schnabel, especializado en fertilización de la tierra y alimentación animal. En el año 1930, tras quedarse sin trabajo a consecuencia de la gran depresión que paralizó totalmente la economía del país, Schnabel pudo dedicar parte de su tiempo a tratar de salvar la vida a un centenar de gallinas enfermas que le entregaron ya moribundas. Añadiendo a su pienso hierba de trigo, Schnabel no solo logró que recuperaran la salud sino que su producción de huevos llegó a duplicar la de las gallinas de control, cuya alimentación, en lugar de brotes de trigo, incluía alfalfa. Además, la cáscara de los huevos de las gallinas alimentadas con hierba de trigo era mucho más gruesa y los pollitos nacidos de esos huevos tenían una salud tan robusta que incluso a simple vista se podía apreciar la diferencia en la belleza de su plumaje.

Ante lo extraordinario de estos datos Schnabel siguió experimentando con otros animales, entre ellos pavos, ratas, y conejos, obteniendo resultados igual de espectaculares en todos los casos. Investigadores de las más prestigiosas universidades norteamericanas certificaron el alto contenido de nutrientes presente en los brotes de trigo entre los diez y los quince días después de germinar, y las principales compañías productoras de alimentos se interesaron en la producción y comercialización a gran escala del extracto de brotes de trigo. Pero la Segunda Guerra Mundial vino a detener todo esto. Lamentablemente, después de la guerra la producción agrícola norteamericana pasó a tomar un cariz eminentemente industrial, imponiéndose el uso masivo de fertilizantes químicos y pesticidas. En ese contexto las ideas de Schanbel en el sentido de que el trigo debía cultivarse «orgánicamente» a fin de que desarrollara todas sus cualidades benéficas no fueron muy valoradas, y así los planes para producir y comercializar a gran escala wheatgrass o hierba de trigo pronto quedaron prácticamente olvidados.

Otro personaje importante en el primer tercio del siglo XX fue Victor Earl Irons, quien tras licenciarse en la universidad de Yale en 1919 se trasladó a Kansas City, donde estableció su empresa dedicada a deshidratar el jugo de los brotes de trigo, en lugar de utilizar la totalidad del brote como se había hecho

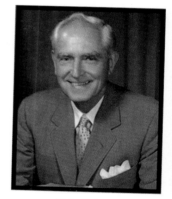

Victor E. Irons

hasta entonces, de esta forma se evitaba la celulosa, sustancia que no es digerible por los humanos. Tras sufrir una grave

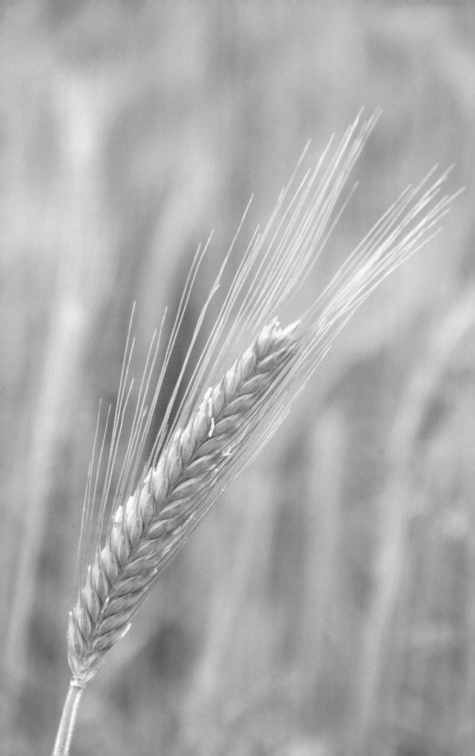

enfermedad en su edad madura Irons se recuperó totalmente tomando el zumo de los brotes de trigo; inició una nueva familia a los setenta y dos años de edad, tuvo su primer hijo a los ochenta, y a los ochenta y seis realizó la mudanza de su empresa a otro lugar, lo que supuso el equivalente a ciento catorce camiones de gran tamaño cargados con los materiales y todo el equipo. Murió en 1993, poco antes de cumplir los noventa y nueve años. Su empresa sigue funcionando en la actualidad y es la más antigua que existe en el mundo dedicada a comercializar productos derivados de la hierba de trigo.

Pero tal vez la persona que más ha contribuido al conocimiento y a la difusión de las cualidades benéficas de la hierba de trigo en los tiempos modernos haya sido Ann Wigmore. Nacida en 1908 en Lituania, sus padres emigraron a Estados Unidos siendo ella muy pequeña, viéndose obligados a dejarla durante unos años al cuidado de su abuela, quien tenía un conocimiento muy profundo de las plantas y sus cualidades curativas. Cuando finalmente pudo unirse a sus padres en Norteamérica, un terrible accidente automovilístico le dejó ambas piernas totalmente inservibles. Pronto apareció la gangrena. Los médicos recomendaron la amputación de ambos pies y los padres de Ann estuvieron de acuerdo. Recordando lo que había visto hacer a su abuela y siguiendo una fuerte intuición, Ann comenzó a cultivar trigo en la cocina y a consumir el jugo de los brotes tiernos al mismo tiempo que se lo aplicaba sobre

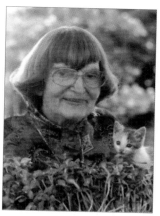

Ann Wigmore

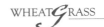

la zona de los pies dañada, además de otras hierbas medicinales. Siete meses después sus pies estaban totalmente curados y unos años más tarde incluso corría en el Maratón de Boston. Ann comprobó también la efectividad de la hierba de trigo con diversos animales. Llegó a adoptar a un mono enfermo de cáncer que se curó totalmente al ser alimentado con brotes de trigo, semillas germinadas, nueces y yogur. Pero no fue esta la única vez que la hierba de trigo la salvó de una enfermedad grave. Muchos años después, estando ya casada y a cargo de una familia, el zumo de los brotes de trigo y otros alimentos ricos en enzimas y vitaminas le permitieron librarse de un cáncer de colon. Esto la inspiró finalmente a dedicar el resto de su vida a difundir las cualidades curativas de ciertos alimentos, entre ellos y muy especialmente, del jugo de los brotes de trigo. En 1958 fundó en Boston el _Hippocrates Health Institute_ (Instituto de Salud Hipócrates) adoptando como lema la idea hipocrática de que «el cuerpo se cura a sí mismo, siendo el médico tan solo un ayudante de la Naturaleza». Durante los veinticinco años siguientes, el Instituto Hipócrates fue literalmente el paladín del movimiento alternativo de salud en los Estados Unidos. Por el Instituto pasaron docenas de miles de personas, entre ellas muchos famosos. La copiosa lista de testimonios acumulada por Ann Wigmore muestra numerosos casos en que el jugo de la hierba de trigo y de cebada resultó efectivo solucionando problemas como la elevada presión arterial, diabetes, obesidad, gastritis, úlceras de estómago, pancreatitis, asma, glaucoma, eccemas, problemas cutáneos, estreñimiento, hemorroides, colitis, diverticulitis, artritis, pie de atleta, diversas enfermedades femeninas, anemia, alitosis, fatiga crónica, problemas de las encías, en fin, una lista casi interminable que incluye la mayoría de las dolencias y los problemas de salud más frecuentes en el mundo occidental. Ann estuvo muchos años haciendo gestiones ante las autoridades y los políticos de Washington para que oficialmente se reconocieran los benéficos efectos que tienen sobre la salud los alimentos «vivos» y muy especialmente el jugo de hierba tierna de trigo. Pero como era de esperar los políticos estuvieron poco receptivos a estas ideas. Sin embargo tuvieron mejor aceptación en otros lugares del mundo. Ann viajó difundiendo las cualidades de la hierba de trigo a más de veinticinco países y llegó a fundar centros en muchos de ellos como Canadá, La India, Suecia y Finlandia. Ann Wigmore falleció en 1994 poco antes de cumplir ochenta y cinco años de edad, a consecuencia de respirar el humo generado al incendiarse la antigua sede del Instituto. Pero su obra continúa vigente. Su clínica inicial tiene ahora cinco sedes en Estados Unidos y otras más en Australia, Suecia, Finlandia e India. Las enseñanzas de Ann Wigmore cambiaron la vida de millones de personas.

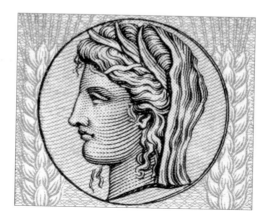

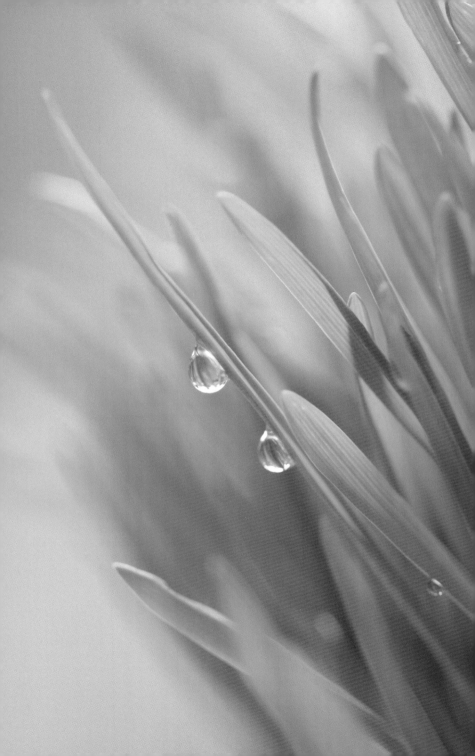

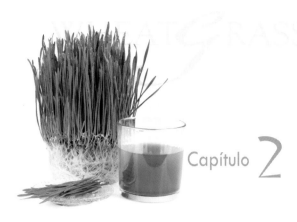

Capítulo 2

PROPIEDADES DE LA HIERBA DE TRIGO

Según informa el *Hippocrates Health Institute*, entre los efectos benéficos del jugo de hierba de trigo están:

→ Aumenta los glóbulos rojos y reduce la presión arterial. Un baño en jugo de wheatgrass puede duplicar nuestro número de glóbulos rojos. El famoso doctor Bernard Jensen descubrió que no hay otros constructores de sangre superiores a los jugos verdes y especialmente al jugo de hierba de trigo. En su libro *Health Magic Through Chlorophyll from Living Plant Life* menciona varios casos en los que logró duplicar el número de glóbulos rojos en cuestión de días, simplemente haciendo que los pacientes se bañaran en agua con clorofila.

→ Limpia de desechos la sangre, los órganos y el tracto gastrointestinal.

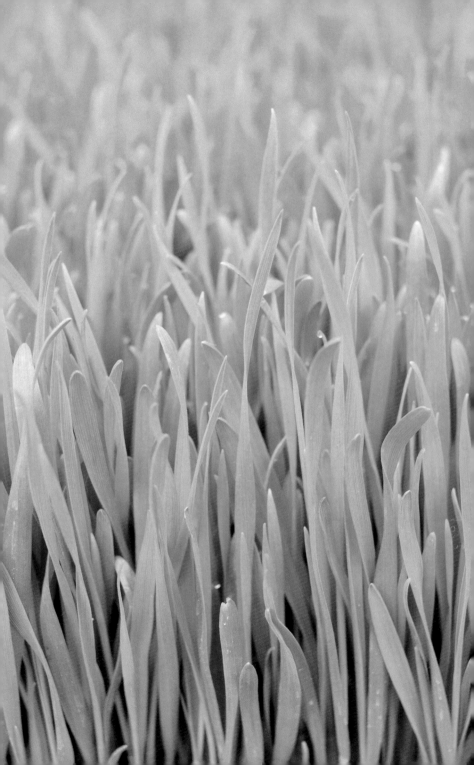

→ Al enriquecer la sangre estimula el metabolismo y los sistemas enzimáticos.

→ Ayuda a reducir la presión arterial.

→ Estimula la glándula tiroides, ayuda a eliminar la obesidad y mejora la digestión.

→ Restaura la alcalinidad de la sangre.

→ Se ha utilizado con éxito para tratar las úlceras pépticas, la colitis ulcerosa, el estreñimiento, la diarrea, y otros problemas del tracto gastrointestinal.

→ Es un poderoso desintoxicante y protege al hígado. Las enzimas y aminoácidos que se encuentran en la hierba de trigo pueden protegernos de los agentes carcinógenos como ningún otro alimento o medicamento. Fortalecen las células, desintoxican el hígado y el torrente sanguíneo, y neutralizan los contaminantes ambientales.

→ Combate los tumores y neutraliza las toxinas. Estudios recientes muestran que el jugo de hierba de trigo tiene una poderosa capacidad para combatir los tumores, sin la toxicidad habitual de los medicamentos usualmente utilizados a este fin.

→ Contiene enzimas benéficas, las que hacen el trabajo cuando nos hacemos un corte en un dedo o cuando queremos perder unos kilos.

→ Uno de los aspectos más importantes de la clorofila es su notable similitud con la hemoglobina, la sustancia que transporta el oxígeno en la sangre. El doctor Yoshihide Hagiwara, presidente del Instituto de Salud Hagiwara, es el principal defensor en Japón de la utilización de la hierba de trigo como alimento y

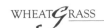

medicina. Según el doctor Hagiwara, la clorofila es directamente asimilada por el sistema linfático. En otras palabras, la «sangre» de las plantas se transforma rápidamente en sangre humana, a fin de transportar los nutrientes a todas y cada una de las células del cuerpo.

→ Cuando se utiliza en forma de enema, el jugo de hierba de trigo revierte el daño desde el interior del intestino, eliminando rápidamente los desechos tóxicos.

→ Suaviza la piel quemada por el sol y actúa como desinfectante. Frotado sobre el cuero cabelludo ayuda a reparar el cabello dañado, elimina el picor y alivia la piel escamosa y las afecciones del cuero cabelludo.

→ Tiene un efecto calmante y curativo al ser aplicado en los cortes, quemaduras, raspones, sarpullidos, el pie de atleta, las picaduras de insectos, los forúnculos, las llagas, las úlceras y los tumores. En estos casos se debe aplicar como cataplasma reemplazándola cada dos o tres horas.

→ Alivia cualquier problema de las encías.

→ Neutraliza sustancias tóxicas como el cadmio, la nicotina, el estroncio, el mercurio, y el cloruro de polivinilo.

→ Cuando se consume cada día aumenta espectacularmente los niveles de energía de la persona.

→ Tomar jugo de wheatgrass es como recibir una transfusión de oxígeno líquido. El oxígeno es vital para muchos procesos corporales: estimula la digestión (la oxidación de los alimentos), promueve un pensamiento más claro (el cerebro utiliza el 25% del suministro de oxígeno que recibe el cuerpo), y protege a la sangre contra las bacterias anaeróbicas. Es un hecho bien conocido que las células cancerosas solo pueden existir en un entorno pobre en oxígeno.

↝ Es todo un tratamiento de belleza que ralentiza el envejecimiento. Al limpiar la sangre ayuda a rejuvenecer las células, retrasando el proceso de envejecimiento y haciendo que la persona se sienta más viva casi inmediatamente. Contribuye a que la piel suelta y flácida se tense.

↝ Disminuye los efectos de la radiación y de la radioterapia. La Superóxido dismutasa, encima que se encuentra en la hierba de trigo, disminuye los efectos negativos de la radiación y tiene propiedades antiinflamatorias.

↝ Disminuye los efectos negativos de la quimioterapia. Según el médico australiano Chris Reynolds, los pacientes que reciben quimioterapia ven enormemente reducidos sus efectos desagradables si al mismo tiempo toman zumo de hierba de trigo. Tanto las nauseas como los vómitos y las úlceras prácticamente desaparecen. La mielotoxicidad, una complicación grave que afecta a la médula ósea y que suele presentarse a causa de la quimioterapia, mejora con gran rapidez al administrársele al enfermo jugo de hierba de trigo.

↝ Restaura la fertilidad.

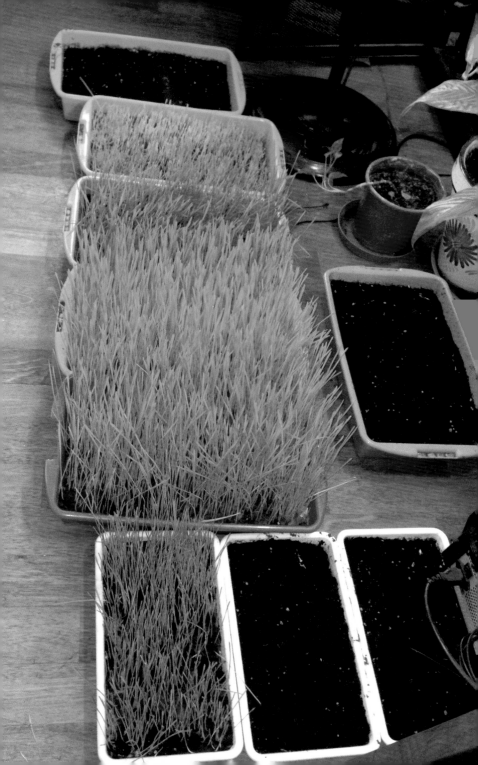

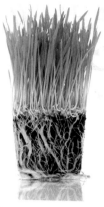

Capítulo 3

NUTRIENTES

¿Qué contiene la hierba de trigo para tener esos efectos tan variados sobre el organismo? Según Ann Wigmore «la hierba de trigo contiene todos los elementos que forman el cuerpo humano, así como las sustancias que lo revitalizan y lo reconstruyen, aquellas que le dan energía y también las que le ayudan a eliminar los productos de desecho».

Lo cierto es que la hierba de trigo es una fuente de nutrientes sorprendentemente equilibrada. Contiene todos los minerales, tanto los más abundantes como aquellos que, aun siendo imprescindibles, el cuerpo solo los necesita en cantidades infinitesimales. Es especialmente rica en calcio, magnesio, manganeso, fósforo y potasio, al igual que en oligoelementos como el zinc y el selenio, ambos clave para el buen funcionamiento del sistema circulatorio y del sistema inmunológico. Contiene igualmente las vitaminas del grupo B, entre ellas el ácido fólico, el ácido pantoténico y la colina. Contiene más de veinte aminoácidos, tanto esenciales

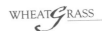

como no esenciales. Entre otras sustancias importantes para el mantenimiento y la salud corporal, en la hierba de trigo se han identificado las siguientes:

AMINOÁCIDOS: triptofano, ácido glutámico, alanina, metionina, arginina, lisina, ácido aspártico, cistina, glicina, histidina, isoleucina, leucina, fenilalanina, prolina, serina, treonina, tirosina, valina y polipéptidos diversos.

ENZIMAS: superóxido dismutasa, peroxidasa, fosfatasa, catalasa, citocromo oxidasa, hexokinasa, deshidrogenasa málica, nitrato reductasa, nitrogeno oxireductasa, fosolipasa, polifenoloxidasa, dismutasa, transhidrogenasa.

FITOQUÍMICOS: clorofila, carotenoides, bioflavonoides, hormonas del crecimiento, ADN, ARN.

VITAMINAS: Vitamina C, vitamina E, betacaroteno, biotina, colina, ácido fólico, B-1 (tiamina), B-2 (riboflavina, B-3 (niacina), B-6 (ácido pantoténico) y vitamina K.

MINERALES Y OLIGOELEMENTOS: Entre los más abundantes están: zinc, selenio, fósforo, potasio, calcio, boro, cloro, cromo, cobalto, cobre, yodo, hierro, magnesio, manganeso, niquel, sodio y azufre.

ÁCIDOS GRASOS: ácido linoléico, ácido linolénico.

El siguiente cuadro es una comparación entre el contenido de nutrientes presentes en la hierba de trigo, y en otros alimentos, todos ellos deshidratados.

100		Brotes de trigo	Germinados de trigo	Espinacas	Brócoli	Huevos	Pollo
Proteína	g	25	7,5	2,9	3	12,5	17,6
Grasas	g	8	1,3	0,4	0,4	10	20,3
Calcio	mg	321	28	99	48	49	10
Magnesio	mg	107	82	79	25	10	20
Fósforo	mg	575	200	49	66	177	172
Potasio	mg	3225	169	558	325	115	210
Sodio	mg	19	16	79	27	280	70
Zinc	mg	4,9	1,6	0,5	0,4	1,2	1,2
Cobre	mg	0,4	0,3	0,1	0,1	0	0,1
Manganeso	mg	2,5	1,9	0,9	0,2	0,1	0
Selenio	mcg	3,5	0	1	3	31	0
Vitamina C	mg	214	2,6	28	93	0	2,5
Tiamina	mg	0,4	0,2	0,1	0,1	0,1	0,1
Rivoflavina	mg	17	0,2	0,2	0,1	0,4	0,2
Niacina	mg	8,4	3,1	0,7	0,6	0,1	6,2
Ácido pantoténico	mg	0,7	0,9	0,1	0,5	1,1	0,9
Vitamina B6	mg	1,4	0,3	0,2	0,2	0,1	0,3
Ácido fólico	mcg	1110	38	195	71	35	6
Vitamina B12	mcg	0,8	0	0	0	0,8	0,3
Vitamina A	UI	513	0	6715	0	632	178
Vitamina E	mg	9	0,1	1,9	1,7	1,1	0
Treonina	g	1,4	0,2	0,1	0,1	0,6	0,7
Isoleucina	g	1,5	0,3	0,1	0,1	0,7	0,9
Fenilalanina	g	1,8	0,4	0,1	0,1	0,8	0,7
Arginina	g	2,2	0,4	0,2	0,1	0,8	1,1
Alanina	g	2,4	0,3	0,1	0,1	0,7	1,1
Ácido aspártico	g	4,3	0,5	0,2	0,2	1,3	1,6
Ácido glutámico	g	4,5	1,9	0,3	0,4	1,7	2,6
Prolina	g	1,6	0,7	0,1	0,2	0,5	0,9

Como verás, algunos datos, entre ellos el del potasio y el del ácido fólico, son realmente espectaculares.

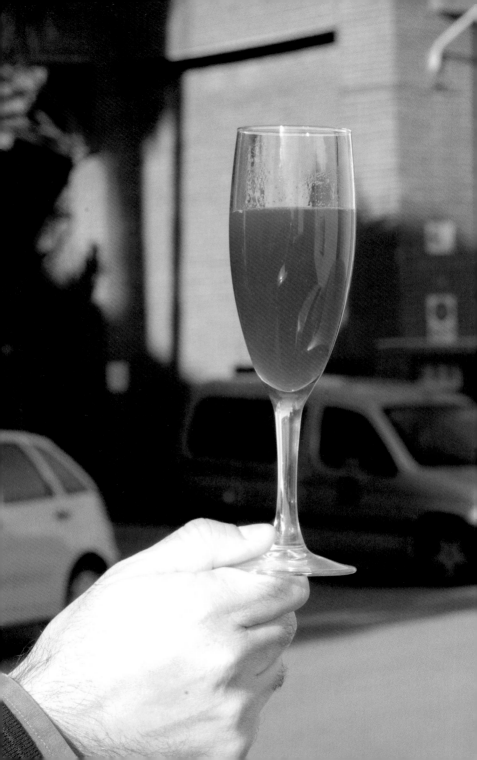

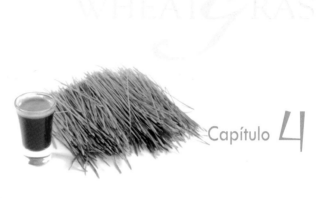

Capítulo 4

LA MILAGROSA CLOROFILA

El 70% del contenido sólido del jugo de hierba de trigo es clorofila. La clorofila es una de las sustancias fundamentales en todas las plantas. No solo es la responsable de color verde que tienen la mayoría de los integrantes del reino vegetal, sino que también es la principal protagonista, junto con la luz, en el proceso de la fotosíntesis. La vida en este planeta existe y se mantiene gracias a la fotosíntesis. A través de ella las plantas sintetizan materia orgánica (imprescindible para la constitución de todos los seres vivos) partiendo de la luz y de la materia inorgánica y liberan oxígeno a la atmósfera para que respiremos todos nosotros. Se estima que cada año los organismos fotosintetizadores convierten en materia orgánica en torno a cien mil millones de toneladas de carbono.

Una curiosidad de la clorofila es que su estructura molecular se asemeja mucho a la que tiene la hemoglobina de nuestra sangre. La hemoglobina es la molécula responsable del color rojo de la sangre y también de transportar el

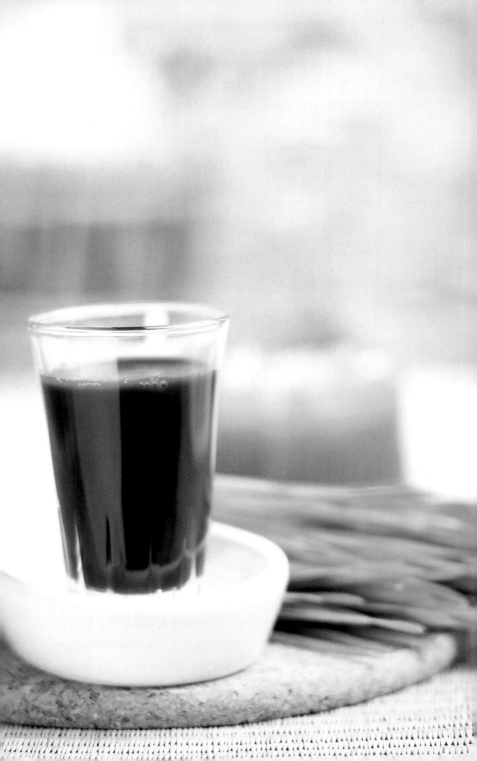

oxígeno a todas las células del cuerpo. Su estructura es muy similar a la de la clorofila, La única diferencia es que el átomo central de la hemoglobina es hierro, mientras que en la clorofila es magnesio. Esta similitud estructural favorece la rápida absorción de la clorofila por el organismo humano. De ahí que con frecuencia se califique a la clorofila como «sangre verde» y también como «la sangre de las plantas».

La clorofila es el alimento más rico, enzimático y concentrado de la Naturaleza, siendo una fuente extraordinaria y fácilmente digerible de vitaminas y minerales. Contiene once veces más calcio que la leche, cinco veces más hierro que las espinacas, cin-

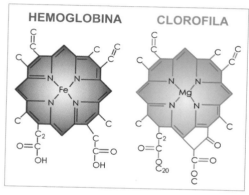

co veces más magnesio que los plátanos, sesenta veces más vitamina C que la naranja, un 45% más proteína que la carne y además, todos los aminoácidos esenciales.

Estas son algunas de las asombrosas cualidades de la clorofila, relacionadas con la salud humana:

→ Es antianémica, por su capacidad de generar plasma sanguíneo con gran eficiencia casi de forma instantánea.

→ Por su aporte de oxígeno al medio celular es depurativa, elimina toxinas del cuerpo, ayuda a eliminar metales pesados, alcaliniza el organismo, controla

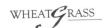

infecciones y crea un entorno adverso para virus y parásitos.

→ Acelera los procesos de cicatrización, reduce la presión sanguínea, optimiza el ciclo de la insulina, reactiva la glándula tiroides, limpia la sangre de colesterol nocivo, mejora estados degenerativos como la esclerosis, combate las erupciones de la piel, cura la sinusitis, fortalece todo el sistema digestivo, y depura los riñones y el hígado.

→ Elimina los malos olores corporales.

→ Es anticancerígena y antimutagénica, protege las venas y las arterias, sana las úlceras internas y equilibra de forma eficiente el metabolismo, quemando el tejido adiposo acumulado, es decir, adelgaza.

Todos los efectos mencionados hasta ahora, tanto de la clorofila como del jugo de hierba de trigo, han sido tomados de otros autores (ver bibliografía). Mis observaciones directas sobre los efectos del zumo de hierba de trigo son:

→ Mayor vitalidad, casi instantánea.

→ Rápida recuperación de las afecciones víricas.

→ Disminución del olor corporal.

→ Una disminución en las horas de sueño necesarias.

→ Alivio o eliminación del dolor de estómago.

→ Incremento del bienestar general y mayor capacidad de trabajo.

→ Regula el apetito.

→ Regula el sistema digestivo.

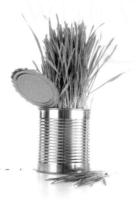

Capítulo 5

EL CULTIVO

V amos ahora al aspecto práctico del cultivo de la hierba de trigo en casa (o en la oficina, como yo hago), objetivo principal de este librito.

¿EN QUÉ RECIPIENTE SE PUEDE CULTIVAR LA HIERBA DE TRIGO?

En el *Evangelio de los Esenios, libro IV*, Jesús habla de una vasija de arcilla. Hoy nuestras opciones son mucho más variadas. La verdad es que casi cualquier cosa sirve. Para mí hasta ahora lo más cómodo ha sido utilizar las bandejas de plástico que miden aproximadamente 40 x 60 x 8 cm y que se suelen llenar de arena para que los gatos hagan en ellas sus necesidades. He utilizado también bandejas más pequeñas (de 35 x 20 x 5 cm) e incluso bases de jardineras con forma de bandeja alargada (60 x 18 x 3,50 cm) todos estos enseres son muy económicos y se encuentran en cualquier bazar. Para evitar un exceso de agua puede ser aconsejable utilizar dos bandejas superpuestas, habiendo taladrado en la superior algunos agujeros para el drenaje. Las tiendas *on-line* ofrecen diversos tipos de bandejas para el cultivo de brotes de cereales, incluso existen dispositivos para poder cultivar el trigo en varios niveles, unas bandejas sobre otras.

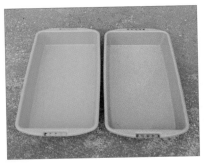
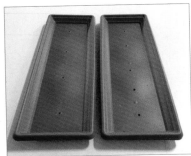

En cuanto a su ubicación, cualquier lugar de la casa será adecuado, siempre que haya suficiente luz, aunque no es conveniente que las plantitas de trigo reciban directamente los rayos del sol durante mucho tiempo.

¿QUÉ SEMILLAS SE DEBEN UTILIZAR?

En las páginas web que hablan sobre el wheatgrass o hierba de trigo suelen aconsejar la utilización de semillas de

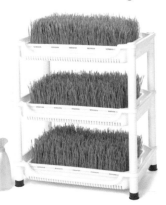

cultivo biológico. Yo también lo aconsejo, aunque lo cierto es que casi siempre he usado trigo normal y corriente, comprado en una tienda de las que venden piensos para gallinas y otros animales. Únicamente procuro observar que no haya muchos granos rotos. En ocasiones

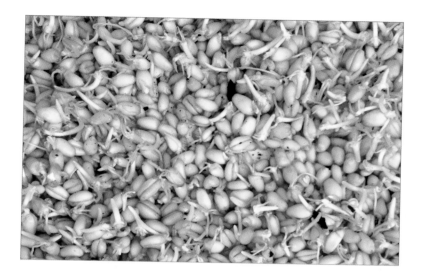

he cultivado cebada en lugar de trigo, sin apreciar ningún cambio significativo en la evolución de las plantas, ni tampoco en el sabor ni en los efectos del jugo. Los análisis realizados hasta ahora muestran que los nutrientes contenidos en la hierba de trigo y en la de cebada son muy parecidos.

LA TIERRA

Siempre he usado la tierra normal, que se vende para las macetas. En un principio comencé sembrando sobre una capa de tierra de unos 8 cm de grosor. En la actualidad he reducido el grosor hasta la mitad aproximadamente, al comprobar que es suficiente para alimentar a las plantitas de trigo hasta el instante en que aparece el primer nudo, pues ese es el momento de cosechar. Normalmente esto ocurre entre diez y catorce días después de la siembra. Una vez cortado todo el trigo desecho la tierra,

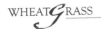

pues suele estar saturada de raíces y sin duda una parte importante de los nutrientes que contenía ha desaparecido. Se puede cultivar también la hierba de trigo hidropónicamente, es decir, sin tierra. En mi caso, hice un intento que no resultó satisfactorio, por lo que volví a la tierra. El gasto que supone la tierra es mínimo y los estudios realizados muestran que el trigo que ha crecido en tierra presenta mayor concentración de nutrientes que el de cultivo hidropónico

PASOS A SEGUIR

Cultivar hierba de trigo en casa es muy sencillo. Además en internet se hallan abundantes explicaciones y videos detallando todo el proceso. Con pequeñas variaciones, consta de los siguientes pasos:

1. Lavar bien las semillas en agua tibia al menos un par de veces.
2. Mantener las semillas en remojo entre 8 y 24 horas, cambiando el agua cada ocho horas durante el tiempo que estén en remojo.
3. Poner las semillas a germinar, hasta que aparezca una pequeña raíz blanca. Durante la germinación hay que mantenerlas húmedas rociándolas con un spray al menos tres veces al día.

Nota: _Estos tres primeros pasos figuran en todos los manuales on-line y en libros; sin embargo, se pueden evitar y de hecho yo normalmente no los sigo, sin que ello genere un retraso significativo en el nacimiento y desarrollo del trigo. Es decir, normalmente comienzo con el punto siguiente que enumero como 4._

4. Sembrar las semillas en un recipiente o una bandeja que contenga tierra para macetas previamente humedecida. Para ello simplemente se extienden sobre la tierra húmeda de manera que formen una capa uniforme y cubran toda la tierra sin quedar amontonadas unas sobre otras.

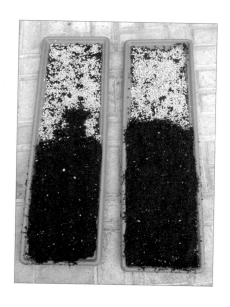

5. Seguidamente hay que cubrirlas con una fina capa de tierra y humedecer esa tierra con un spray. (Se puede también utilizar una regadera de agujeros muy finos, pero con mucho cuidado para que el chorro de agua no barra las semillas).

6. Durante tres o cuatro días el recipiente o la bandeja se debe mantener tapado (un simple cartón sirve) pues inicialmente la oscuridad estimula el crecimiento de las plantitas. Es necesario rociar cada

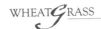

día con un spray a fin de que la tierra se mantenga húmeda.

7. Al cuarto o quinto día se podrá quitar la tapadera, (el tallo de las plantitas debe surgir ya al menos dos

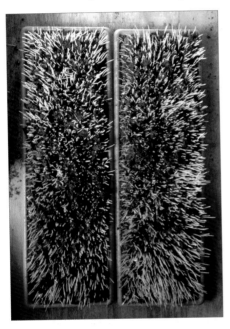

o tres centímetros sobre la tierra, a veces incluso la levanta). A partir de ese momento se mantendrá el recipiente donde haya suficiente luz, pero sin que reciba durante mucho tiempo los rayos del sol.

Ahora disfruta viendo cómo la hierba de trigo aumenta en tamaño y belleza cada día. Hasta llegar al momento de la cosecha es necesario mantener la tierra húmeda, rociándola al menos una vez al día.

LA COSECHA

El momento de cosechar es precisamente cuando aparezca el primer nudo y desde él comience a surgir lo que será el tallo de la planta. Ese es el momento apropiado. En el interior de ese primer nudo se hallan los órganos reproductores de la planta, que en un futuro se convertirían en la espiga. Podríamos decir que la aparición de ese primer nudo marca la pubertad de la planta.

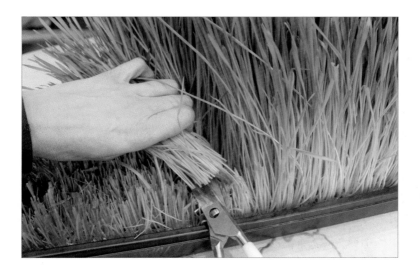

De ese primer nudo pronto surge el futuro tallo, en el que al crecer irán apareciendo más nudos y una hoja en cada uno de ellos. A partir de la formación del primer nudo la cantidad de nutrientes presentes en la planta de trigo disminuye rápidamente, al tiempo que el sabor se va haciendo cada vez más fuerte. Hasta entonces el crecimiento de la planta ha sido vegetativo. Desde ese momento su mayor energía la va a dedicar al desarrollo de sus órganos reproductores. En las plantas cultivadas en el interior, con una temperatura ambiental entre los 18 y los 25 grados, la aparición del primer nudo suele acontecer entre 10 y 14 días después de la siembra.

Para cosechar el trigo lo más cómodo es utilizar unas tijeras, sujetando con la otra mano las plantitas que vamos a cortar. Hay quienes al terminar una bandeja de trigo la dejan unos días más, pues aunque el tallo principal haya sido cortado, siguen creciendo las hojas, de este modo obtienen una segunda cosecha. Pero esta segunda cosecha no solo es

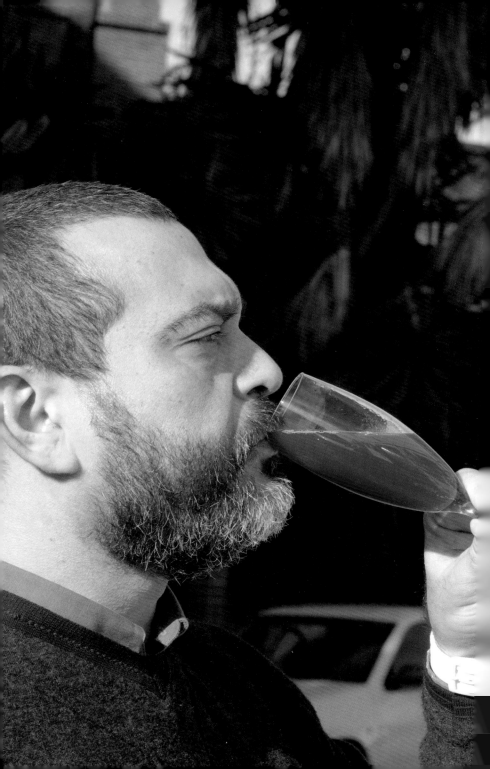

menos copiosa que la primera, sino que su contenido de nutrientes es mucho menor y el sabor bastante más fuerte.

EL SABOR

Con frecuencia leo en internet que el sabor del jugo de hierba de trigo es desagradable. Sinceramente yo no lo considero así. No digo que sea una golosina, pero tampoco es tan repugnante como para dar náuseas. Influenciado por esas informaciones al principio estuve muchos meses mezclándolo con zumo de manzana y zanahoria, hasta que un día me aventuré a probarlo solo y para mi gran sorpresa vi que no era en absoluto desagradable. Su sabor recuerda un poco al regaliz. Si en un principio su sabor te resulta extraño o incluso te genera náuseas, lo mejor es comenzar con dosis muy pequeñas que puedes luego ir aumentando paulatinamente. En esos casos, al principio es conveniente tomarlo con un poco de agua o de zumo de fruta, o bien extraerlo con una Minipimer, por lo que ya saldrá ligeramente disuelto.

PROBLEMAS QUE PUEDEN SURGIR EN EL CULTIVO

El principal problema que suele presentarse es el moho. Hay dos tipos principales de moho. El más común se forma sobre la tierra o en las semillas y tiene un color gris claro, casi blanco y un aspecto algodonoso. Normalmente es debido a un exceso de humedad, por lo que la mejor forma de combatirlo es colocar el recipiente de cultivo en un lugar en el que tenga acceso a alguna ligera corriente de aire. Se puede incluso colocar un ventilador —sin enfocarlo directamente hacia el trigo—. Otra forma de combatir este moho cuando comience a aparecer es sacar el recipiente un rato al sol.

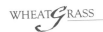
Algunos aconsejan desechar la hierba de trigo que crece en una tierra con este moho. Yo hasta ahora la he utilizado sin problemas, cortándola siempre unos centímetros más arriba. De todas formas siempre es conveniente lavar la hierba con agua antes de extraer el zumo. Otro moho mucho menos frecuente pero más nocivo ataca a las raíces dándoles una tonalidad rojiza o marrón, extendiéndose después por el tallo y las hojas. Las plantas que muestren estas características deben ser desechadas.

Otro problema que se presenta esporádicamente es que, de pronto, una de las cosechas es muy pobre, son pocos los granos que han producido plantas, sus tallos son endebles y están muy separados unos de otros. Ello puede ser debido a una falta de agua, a un exceso de ella o bien a la mala calidad de las semillas utilizadas.

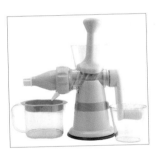
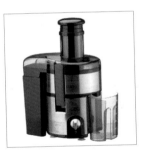
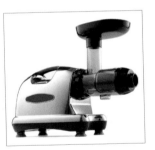
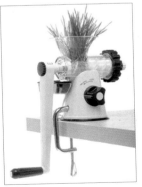
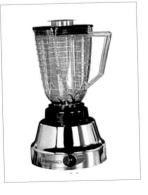
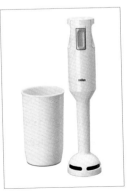

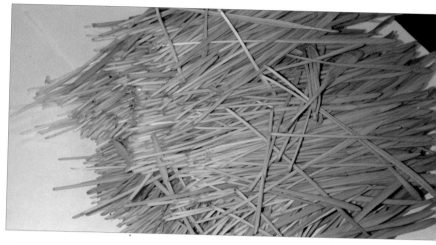

Para extraer el máximo jugo al asunto

Se puede utilizar cualquier licuadora, batidora o aparato extractor de zumos. Incluso un mortero podría servir, pero sin duda el rendimiento sería menor salvo que uno tenga los brazos de Popeye. En las tiendas *on-line* venden a un precio muy asequible molinillos manuales cuyo mecanismo es semejante a las antiguas máquinas de picar carne. El que yo compré no acabó de convencerme. En mi caso, tras haber probado varios aparatos, el que más cómodo me resulta es la modesta Minipimer. Además tiene la ventaja de que el agua añadida hace que el sabor sea mucho más agradable, un poco parecido a un regaliz suave. Es aconsejable lavar en agua la hierba recién cortada a fin de eliminar posibles restos de tierra e impurezas. Una vez extraído, lo mejor es que el jugo se beba cuanto antes, a fin de aprovechar todas sus propiedades benéficas.

Es mejor extraer el jugo y tomarlo inmediatamente después de haber cortado y lavado la hierba, no obstante en caso de necesidad, la hierba cortada se puede guardar durante tres días en la nevera, en bolsas de plástico no herméticas.

KITS

Por menos de 30 euros se pueden comprar en internet kits de cultivo de hierba de trigo que contienen instrucciones detalladas y todo lo necesario para producir cuatro cosechas, incluyendo dos bandejas de 40 x 40 cm, una especie de alfombras que sustituyen a la tierra y también las correspondientes semillas orgánicas. Compré uno de estos kits para probar y el resultado no fue del todo satisfactorio, por eso sigo prefiriendo mis poco sofisticadas bandejas con tierra y mis semillas (cuando no tengo biológicas) compradas en la tienda de piensos para el ganado.

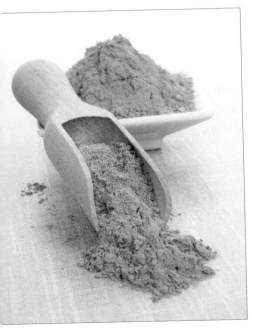

WHEATGRASS EN POLVO

En las tiendas de productos dietéticos se puede también comprar —a un precio bastante asequible— polvo de wheatgrass, que viene presentado tanto en cápsulas como en bolsas de 200, 500 o 1.000 gramos. Se trata de hierba de trigo deshidratada y molida. Si la comparamos con el cultivo propio esta modalidad tiene sus ventajas y también sus inconvenientes. Entre las ventajas está la comodidad —especialmente para aquellos escasos de tiempo o para quienes sientan rechazo hacia la jardinería— otra ventaja es el hecho de que, al haber suprimido el agua, la concentración de nutrientes es mucho mayor que en el jugo recién exprimido. Una ventaja más es que el polvo de wheatgrass contiene celulosa (fibra) sustancia que, aun no siendo digerible por el estómago humano, favorece el proceso digestivo y especialmente la eliminación.

En favor del jugo recién exprimido tan solo puedo aportar argumentos subjetivos, pero no por ello menos valiosos. Como decía El Principito, «lo esencial es invisible a los ojos». Estoy convencido de que lo más importante del jugo de wheatgrass no es detectable en el laboratorio. Además, es bien sabido que el hecho de que el enfermo participe y se involucre en el proceso tiene un extraordinario efecto sobre su sanación. Como decía el doctor Albert Schweitzer: «Cada paciente, lleva dentro de sí a su propio médico. Y solo mejoramos cuando le damos a nuestro médico interior la oportunidad de ponerse a trabajar». Resumiendo, mi consejo es combinar ambas modalidades: tomar cada día al menos un vasito de zumo recién exprimido y también otro en el que hayamos disuelto una cucharadita de polvo de wheatgrass deshidratado.

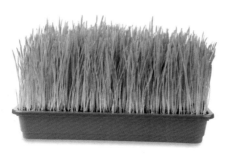

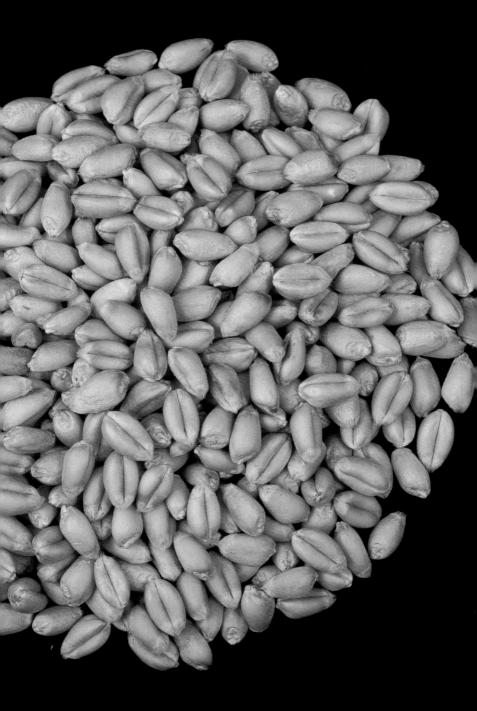

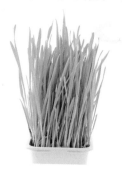

Capítulo 6

CONCLUSIÓN

En mi opinión la hierba de trigo es mucho mas que un alimento rico en nutrientes y clorofila. Tal vez lo mas importante en ella sea la energía vital que contiene. En el momento en que se corta para extraer su jugo, esa hierba es algo vivo y está rebosante de energía y fuerza, al contrario de lo que ocurre con las frutas y verduras que compramos en el supermercado o en la frutería, las cuales fueron cosechadas, en el mejor de los casos, hace varios días y en algunas ocasiones han pasado semanas, o incluso meses, en una cámara refrigerada. Evidentemente, durante todo ese tiempo la energía vital (el «chi» o «ki», como le llaman en Oriente) ha ido paulatinamente desapareciendo de ellas.

Esta es una de las desgracias actuales de la «civilización» occidental. Hemos terminado consumiendo alimentos vacíos de vida y de nutrientes, cuando no, contaminados con venenos procedentes de los fertilizantes químicos, insecticidas y herbicidas. Hemos olvidado que la mayoría de las

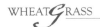

enfermedades tienen su origen en una carencia alimenticia o en un envenenamiento del organismo.

La hierba de trigo no es una panacea ni un cura-lo-todo, sin embargo, tanto en el Instituto Hipócrates de Ann Wigmore como en otras clínicas que la utilizan con asiduidad existen abundantes testimonios de que, en muchos casos de enfermedades graves, ha sido de gran ayuda.

Si sufres alguna enfermedad que se resiste o simplemente sientes que tu salud y tu vitalidad podrían mejorar, mi consejo es que pruebes el zumo de hierba de trigo y observes por ti mismo los resultados.

¡A tu salud!

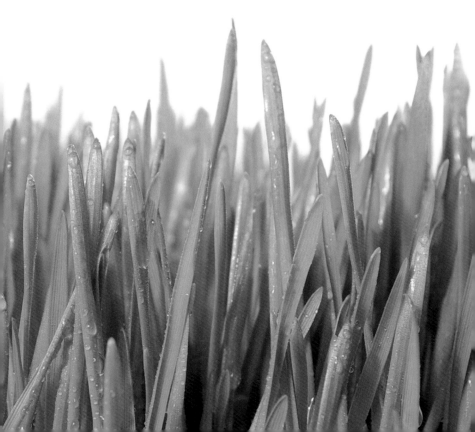

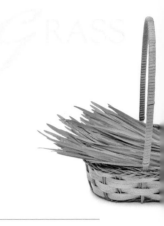

APÉNDICE

Un estudio sobre la hierba de trigo y su valor nutricional

Rajesh Muhoriya (autor colaborador)
Facultad tecnológica Sardar Patel, {b-pharmacy} Balaghat,
dis. Balaghat, {m.p.} – 481001, India.

Dr. Ramesh Babu Bodla,
K.I.E.T. Facultad de Farmacia, Gaziabad, India

Introducción

El jugo de la hierba de trigo proporciona mucha energía satisfaciendo las deficiencias nutricionales y eliminando deshechos que bloquean las células, sangre, tejidos y órganos. Por hierba de trigo nos referimos a los brotes tiernos de la planta común del trigo, *Triticum Aestivum*, que se utiliza en forma de jugo recién exprimido y en polvo para el consumo animal y humano. Las dos modalidades proporcionan clorofila, aminoácidos, minerales, vitaminas y enzimas. La hierba de trigo es una hierba humilde, pero es una fuerza motriz con nutrientes y vitaminas muy útiles para el cuerpo humano. En forma de jugo recién exprimido tiene altas concentraciones de clorofila, enzimas activas, vitaminas y otros nutrientes. Aunque los maravillosos beneficios de la hierba de trigo tan solo se han descubierto en India recientemente, han sido conocidos en la cultura occidental desde hace muchos años. La hierba de trigo posee clorofila,

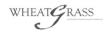

que neutraliza las infecciones, cura las heridas, supera las inflamaciones y elimina las infecciones parasitarias. Los tres efectos más importantes de la hierba de trigo en el cuerpo humano son: purificación de la sangre, desintoxicación del hígado y limpieza del colon. La hierba de trigo es una fuente muy rica de vitaminas A, B, C, E y K, calcio, potasio, hierro, magnesio, sodio, azufre y diecisiete clases de aminoácidos.

Terapia de la sangre verde

La terapia de la sangre verde consiste en utilizar el jugo de la hierba de trigo, al que se llama también «sangre verde». El jugo de hierba de trigo contiene todos los nutrientes que el cuerpo necesita y se lo considera un alimento completo.

Terapia de la sangre verde: la cura de múltiples enfermedades

La terapia de hierba de trigo se recomienda en pacientes que sufren de enfermedades crónicas, como asma, arteriosclerosis, enfermedad de Parkinson, dolores articulares, tuberculosis, estreñimiento, hipertensión, diabetes, bronquitis, insomnio, eccema, esterilidad, hemorragias, obesidad y flatulencia. También es útil en el tratamiento del cáncer.

MÉTODO DE PREPARACIÓN

Método para extraer el jugo de hierba de trigo. Colocar la hierba de trigo fresca, poco después de cortarla, en una plataforma o una superficie de golpeo y machacarla bien. Envolverla después en una pieza de tela limpia y fina, y exprimir el jugo retorciendo la tela. También puede usarse un colador de plástico para este propósito. Si se añade agua magnéticamente tratada mientras se machaca la hierba, la extracción del jugo se producirá en mayor cantidad y su efectividad también se verá reforzada. También puede machacarse la hierba de trigo en un exprimidor eléctrico o en una batidora.

LA HIERBA DE TRIGO Y SUS VALORES NUTRICIONALES.

→ El jugo de hierba de trigo es clorofila en crudo que puede ingerirse bien por vía oral, o bien como implante de colon sin efectos secundarios tóxicos. La clorofila es la base de toda la vida vegetal.

→ La hierba de trigo tiene un alto contenido en oxígeno, como todas las plantas que contienen clorofila. El tejido cerebral y los tejidos de todo el cuerpo funcionan a nivel óptimo en un entorno altamente oxigenado.

→ La clorofila es antibacteriana y puede utilizarse por sus efectos sanadores, tanto dentro del cuerpo como sobre la piel.

→ La clofofila (hierba de trigo) reconstituye el torrente sanguíneo. Estudios realizados en varios animales han mostrado que la clofofila está libre de toda reacción tóxica. El número de glóbulos rojos vuelve a la normalidad después de 4 o 5 días tras la administración de clorofila, incluso en animales que presentaban anemia extrema o muy baja cantidad de glóbulos rojos.

→ Durante treinta años la doctora Ann Wigmore ayudó a muchos miles de personas a recuperarse de enfermedades crónicas utilizando la hierba de trigo.

→ La clorofila líquida penetra en los tejidos, los refina y reconstruye.

→ El jugo de hierba de trigo es un agente desintoxicante superior, comparado con el zumo de zanahoria o de otras frutas y verduras. Según el doctor Earp-Thomas, colaborador de Ann Wilmore, 7 kilogramos de hierba de trigo equivalen a 160 kilos de zanahorias, lechugas, apios y otros vegetales.

→ La clorofila líquida lava los depósitos de medicamentos y drogas del cuerpo.

→ La clorofila neutraliza las toxinas en el cuerpo.

→ La clorofila mejora los problemas de azúcar en sangre.

→ En 1940, en el *American Journal of Surgery*, el doctor Benjamin Ruskin recomienda la clorofila por sus poderes antisépticos. Su artículo indica los siguientes usos clínicos de la clorofila: eliminar olores fuertes y desagradables; neutralizar las infecciones de estreptococos; curar las heridas; acelerar los injertos de piel; curar la sinusitis crónica; superar las inflamaciones e infecciones crónicas del oído interno; reducir las varices y curar las úlceras de las piernas; eliminar el impétigo

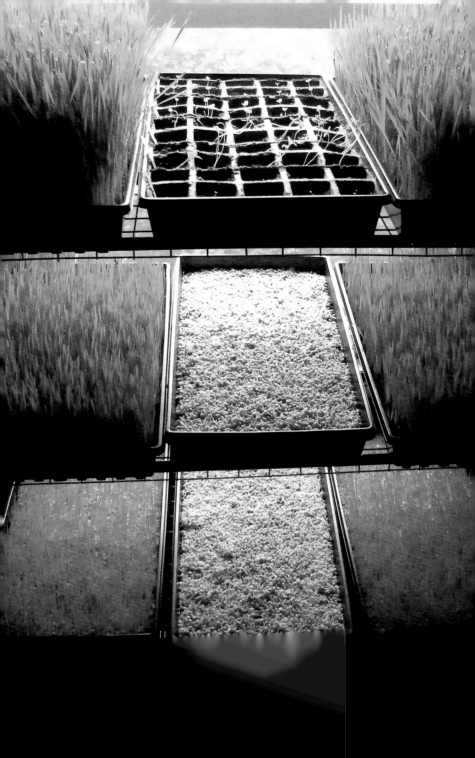

y otras erupciones con costras; curar las irritaciones del recto; tratar con éxito la inflamación de la cérvix del útero; eliminar las infecciones vaginales por parásitos; reducir la fiebre tifoidea y sanar la piorrea avanzada en muchos casos.

→ Una pequeña cantidad de jugo de hierba de trigo en la dieta para humanos previene la descomposición de los dientes.

→ Es conveniente beber jugo de hierba de trigo para los problemas de la piel, como eccemas y psoriasis.

→ El jugo de la hierba de trigo evita la aparición de las canas.

→ Piorrea bucal: poner pulpa de hierba de trigo empapada en jugo en el área afectada de la boca, o masticar hierba de trigo, escupiendo después la pulpa.

→ El jugo de hierba de trigo mejora la digestión.

→ El jugo de hierba de trigo es muy bueno para el estreñimiento y mantiene limpio el intestino. Contiene altas cantidades de magnesio.

→ El doctor Bircher, investigador científico, llama a la clorofila la «fuerza concentrada del Sol». Cree que la clorofila aumenta la función del corazón, afecta al sistema vascular, intestinos, útero y pulmones.

→ Según el doctor Bircher, la naturaleza utiliza la clorofila (hierba de trigo) como limpiador, reconstructor y neutralizador de toxinas del cuerpo.

→ El jugo de hierba de trigo disuelve las cicatrices que se forman en los pulmones al respirar gases ácidos. El efecto del monóxido de carbono disminuye, ya que la clorofila aumenta la producción de hemoglobina.

→ El jugo de hierba de trigo es excelente para todo tipo de enfermedades circulatorias.

→ El pH de la sangre humana y de la hierba de trigo es aproximadamente 7 (alcalino) en ambos casos. El jugo de hierba de trigo se absorbe rápidamente en la sangre.

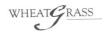

PRINCIPALES SUSTANCIAS CONTENIDAS EN LA HIERBA DE TRIGO Y SUS USOS

Sustancias salvavidas

VITAMINA A

La vitamina A aumenta el brillo de la piel, proporciona un aspecto lustroso a las capas exteriores de la piel y la libra de enfermedades. Ayuda a eliminar los puntos negros y las manchas bajo los ojos, y mejora la vista. También contribuye a controlar los trastornos de ojos, nariz y garganta. Nutre el cabello y ayuda a luchar contra los problemas de la contaminación. La vitamina A es esencial para el crecimiento y desarrollo normales, la buena visión y la reproducción.

VITAMINA B

La vitamina B ayuda en la digestión. Es útil en el tratamiento de los trastornos digestivos, mentales, depresivos, insomnio, envejecimiento prematuro y anorexia.

VITAMINA C

La vitamina C se asocia habitualmente con cítricos, como limones, limas y naranjas. Sin embargo, la hierba de trigo contiene mucha más vitamina C que la naranja. La vitamina C es un poderoso antioxidante y ayuda a la recuperación de numerosas enfermedades (entre ellas el resfriado común) y a prevenirlas (como el escorbuto). Es vital para tener encías fuertes y dientes sanos y para el mantenimiento de los huesos. Es esencial para la salud, la vitalidad y la cura de llagas y heridas. Es también una fuente natural de elementos antibióticos.

VITAMINA E

La vitamina E dilata los vasos capilares y facilita la circulación de la sangre. Es útil para las mujeres durante el embarazo, previene los abortos y ayuda en el tratamiento de la impotencia sexual, la diabetes, el cáncer, los trastornos cardíacos, la dismenorrea, etc. Sin la cantidad suficiente de esta vitamina nos enfrentaríamos a la degeneración muscular, la esterilidad y a una recuperación más lenta de heridas e infecciones. Es antioxidante y favorece la fertilidad, es también protectora del corazón.

Vitamina K y complejo vitamínico B

La hierba de trigo contiene muchas otras vitaminas importantes. Es rica en vitamina K y en el complejo vitamínico B. También es una fuente de vitamina B-17 o amigdalina, indicada en algunos estudios como muy eficaz contra el cáncer. Además de estas vitaminas, la hierba de trigo contiene 17 aminoácidos y 92 minerales diferentes que el cuerpo humano necesita y utiliza. En general muchos de los nutrientes de la hierba de trigo ayudan a luchar contra el cáncer y a reparar los daños celulares en los pulmones.

MSM

El metilsulfonilmetano (MSM) es una molécula que contiene azufre, que se encuentra en todos los organismos vivos y que se destruye en las comidas cocinadas. Facilita el uso por el cuerpo de las vitaminas, ayuda a reducir alergias, a desintoxicar el cuerpo y a aumentar el oxígeno. Elimina las inflamaciones. También se encuentra presente en el jugo de hierba de trigo.

Proteínas y aminoácidos

Las proteínas son fundamentales para la fuerza muscular y el garbo físico. El plasma sanguíneo, las hormonas y los anticuerpos se forman partiendo de las proteínas. Los aminoácidos facilitan la digestión y la formación de la sangre, además de proporcionar fuerza al corazón.

Enzimas

Las enzimas son vitales para la digestión. También son vitales para construir un cuerpo sano y contrarrestar los efectos del envejecimiento prematuro.

Minerales

Hierro: El hierro es un elemento fundamental para la vida. Su deficiencia crea escasez de hemoglobina en la sangre. Ayuda al embarazo, es beneficioso en casos de sudoración excesiva, cutis

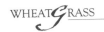
pálido, fatiga crónica, letargia y el insomnio. El hierro inorgánico a menudo crea estreñimiento, sin embargo las sales de hierro presentes en la hierba de trigo no muestran efectos secundarios.

CALCIO: El calcio es el instigador principal de la actividad vital. Fortalece los huesos, proporciona alcalinidad a los niños y vitalidad a los viejos. Previene las hemorragias, los movimientos lentos, la frialdad, las varices, etc. La hierba de trigo es una buena fuente de calcio orgánico, que contribuye a construir huesos y dientes fuertes, regula el latido cardíaco además de funcionar como reserva para restablecer el equilibrio en el pH de la sangre.

POTASIO: Contribuye al resplandor y el brillo de la juventud, ayuda en casos de hipertensión, demencia, palpitaciones, cansancio, impulsos suicidas y depresión. El potasio, llamado el mineral de la juventud por algunos nutricionistas, ayuda a mantener un equilibrio mineral suave y un peso corporal equilibrado. Tonifica los músculos, reafirma la piel y promueve una belleza general.

ZINC: Útil para trastornos de la próstata, nutre el cabello.

SODIO: El sodio regula el volumen de los líquidos extracelulares. También regula el equilibrio ácido-base y mantiene un nivel adecuado de agua en el cuerpo.

MAGNESIO: La hierba de trigo contiene al menos cuatro veces más magnesio que el brócoli, las coles de Bruselas, la remolacha, la zanahoria o el apio. El magnesio es importante para una buena función muscular y para la salud del intestino, ya que contribuye a las funciones de eliminación. Creemos que este mineral es responsable también de limpiar el hígado de grasa.

OTROS NUTRIENTES Y SUSTANCIAS DIVERSAS

Son elementos diversos que nutren los tendones, que mejoran la ictericia, el hidrocele, la disentería, la debilidad mental, los problemas dentales, la evacuación intestinal y los resfriados.

LA CLOROFILA: ELEMENTOS CURATIVOS Y PROFILÁCTICOS

El jugo de hierba de trigo es una fuente de elementos alcalinos, profilácticos y curativos. También suplementa a las proteínas, los carbohidratos y las grasas. Las sustancias que contiene se consideran como un elemento eficaz, y el único remedio para curar el cáncer. La clorofila, el elemento más importante en la hierba de trigo, está contenida en las células llamadas cloroplastos. Los cloroplastos fabrican elementos nutritivos con la ayuda de la luz del Sol. El doctor Busher lo llama «energía solar concentrada». La composición química del jugo de la hierba de trigo tiene un parecido sorprendente con la de la sangre humana. El pH de la sangre humana es de 7,4, exactamente el mismo que el del jugo de la hierba de trigo... Los médicos que han intentado esta terapia con éxito en una gran variedad de enfermedades, como dolencias de la piel, tuberculosis, enfermedades cardíacas, hemorragia cerebral, úlceras, varices, inflamación intestinal, arteriosclerosis, osteomielitis, etc., la han valorado como muy eficaz.

Rejuvenecimiento interno
La proteína de trigo posee cualidades especiales ya que contiene ocho de los aminoácidos esenciales, en proporciones delicadamente equilibradas. Un rejuvenecimiento interno completo tiene lugar cuando la proteína de trigo se metaboliza en aminoácidos que contribuyen a la salud.

ENFERMEDADES Y SU TRATAMIENTO
La terapia de hierba de trigo se recomienda para pacientes que sufren de enfermedades crónicas como asma, arteriosclerosis, enfermedad de Parkinson, dolores articulares, tuberculosis, estreñimiento, hipertensión, diabetes, bronquitis, insomnio, eccema, esterilidad, hemorragias, obesidad y flatulencia. También es útil en el tratamiento del cáncer. La hierba de trigo puede tomarse directamente masticándola, o en forma de jugo. Esta es la última alternativa cuando todas las demás terapias han fracasado.

Enfermedades relacionadas con la sangre o con el sistema circulatorio
En esta categoría encontramos la anemia, la hipertensión arterial, la arteriosclerosis, las hemorragias internas y los coágulos y similares. Una ingesta asidua de jugo de hierba de trigo funciona maravillosamente, especialmente en los casos de anemia para los que no

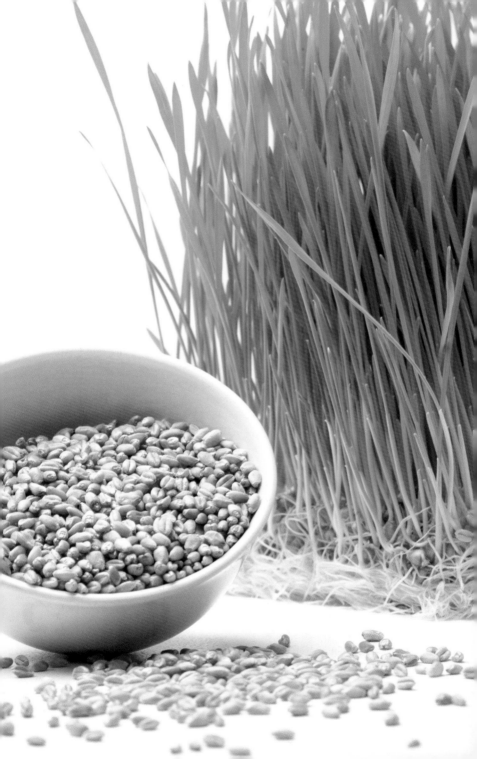

hay otra terapia que genere una curación tan rápida. Se recomienda tomar 200 ml de jugo dos veces al día.

Deficiencia de hemoglobina

El jugo de hierba de trigo es considerado como un verdadero sustituto de los glóbulos rojos de la sangre. La hierba de trigo posee todos los elementos de la hemoglobina. Se la conoce también como «sangre verde» por la cercanía de su estructura a la de la hemoglobina.

Aumento del ácido úrico en la sangre

El aumento del ácido úrico en la sangre provoca complicaciones, como la hinchazón corporal, problemas digestivos, insomnio, etc.

Enfermedades relacionadas con el sistema respiratorio

El resfriado común, el asma, la bronquitis y todas las enfermedades relacionadas se curan con esta terapia de jugo de hierba de trigo. El resfriado común desaparece generalmente en solo un par de días. El asma es una enfermedad terriblemente pertinaz que no responde a casi ninguna terapia dada, pero el jugo de hierba de trigo tomado dos veces al día hace maravillas también en este caso.

Enfermedades digestivas

La terapia de hierba de trigo es sumamente eficaz en el caso de enfermedades del aparato digestivo, donde muestra sus efectos más rápidos. El estreñimiento, la indigestión, la flatulencia, las náuseas, los vómitos, la acidez, las úlceras estomacales e intestinales, el olor intestinal y los parásitos (gusanos) son algunas de las enfermedades más importantes. Es un laxante excelente en los casos graves de sangrado rectal, no se encontraron efectos secundarios. El jugo de hierba de trigo se mostró eficaz y seguro, como apoyo simple o añadido, para tratar las colitis ulcerosa activa. Un enema de hierba de trigo es muy útil en trastornos del colon, colitis mucosa y ulcerosa, estreñimiento crónico y hemorroides sangrantes.

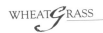

Enfermedades relacionadas con encías y dientes

TRASTORNOS DENTALES

La hierba de trigo es valiosa en la prevención y cura de la piorrea. El jugo de hierba de trigo funciona como un colutorio excelente para las llagas y la piorrea. También previene el deterioro y el dolor de los dientes.

Enfermedades de las articulaciones

En esta categoría están las inflamaciones de las articulaciones, la osteoartritis y el desgaste óseo. La eficacia de la hierba de trigo en el control de los trastornos de huesos y articulaciones se debe a su poderoso efecto antiinflamatorio. Reduce el dolor, la hinchazón y la inflamación en forma significativa, y frena rápidamente el sangrado cutáneo y subcutáneo, aumentando así el proceso natural de curación.

OSTEOARTRITIS

Los pacientes informan sentir calor en la articulación y alrededor de la misma poco tiempo después de la aplicación. Habitualmente esto es seguido de un incremento en la movilidad de la articulación, en unos 10 a 20 minutos, que puede ser bastante espectacular. Como ocurre con cualquier producto «natural», en las dolencias crónicas merece la pena insistir un mínimo de tres meses antes de dar por terminado el tratamiento.

FRACTURAS

En el caso de fracturas cerradas, aplicar inmediatamente en el lugar donde se supone que está la fractura antes de entablillar. Aplicar alrededor de la herida si la piel está dañada. Si ya se ha aplicado la escayola, untar hierba de trigo en ambos extremos de la escayola tres veces al día. Puede producir una reducción significativa de la hinchazón, los hematomas y el dolor, además de acelerar la cura.

GOTA, AGUDA Y CRÓNICA

Aplicar cada 3 o 4 horas. Continuar las aplicaciones diarias para prevenir futuros ataques.

Enfermedades de la piel

Como la hierba de trigo es un activo purificador de la sangre, es muy eficaz en el tratamiento de las enfermedades cutáneas. Cura o alivia el eccema, las espinillas, los forúnculos, los cortes y heridas, las picaduras y las quemaduras.

GANGRENA

El polvo o jugo de la hierba de trigo se aplicó sobre las heridas tres veces al día. Inicialmente, se mantuvo al paciente en una dieta de zumos naturopáticos de varias frutas y verduras. Su situación mejoró milagrosamente, y para sorpresa general se curó de la gangrena en unos diez meses. La función renal y el nivel de hemoglobina en sangre también mejoraron hasta ser normales.

IRRITACIÓN DE LA PIEL

El tratamiento que estaba siguiendo el paciente comenzó a mostrar efectos secundarios como movimientos impropios en el intestino, gases estomacales y pérdida de apetito. En esta fase, el paciente comenzó la terapia de hierba de trigo. En el plazo de un mes, la irritación se redujo y con ella también mejoró el sistema digestivo. A los tres meses el paciente estaba curado de su problema, sin efectos secundarios de tipo alguno.

REDUCCIÓN DE SÍNTOMAS DE ECCEMA

El jugo de hierba de trigo es una elección excelente como bebida, ya que es útil en la purificación de la sangre. Beber jugo de hierba de trigo de forma asidua asegurará una presión sanguínea normal. Por consiguiente, se dice que la hierba de trigo es capaz de «curar» todo tipo de trastornos de la sangre. La hierba de trigo es conocida también por proporcionar las enzimas esenciales que necesita el cuerpo para una salud óptima. A su vez, las enzimas son muy útiles para fortalecer el sistema inmunitario y en la lucha contra el eccema.

Enfermedades relacionadas con el riñón

Incluidos en esta sección están los problemas de cálculos, la inflamación de la vejiga y la inflamación de los riñones.

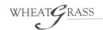

Enfermedades relacionadas con los órganos reproductivos

La debilidad sexual y la dismenorrea son las dos enfermedades/trastornos que puede curar esta terapia con una relativa facilidad. Tomar el jugo de hierba de trigo por vía oral, y aplicar las partes tiernas de la hierba de trigo sobre las partes íntimas es muy útil para curar la enfermedad.

Enfermedades del oído

La hierba de trigo ha mostrado resultados excelentes a la hora de aliviar el dolor de oídos y curando el problema de la descarga séptica del oído. Además de tomar la hierba de trigo por vía oral, deben dejarse caer unas gotas en los oídos como cura.

Anticáncer

Síndrome mielodisplásico (Preleucemia)

El efecto que tiene el jugo de hierba de trigo en reducir el nivel de ferrita (hierro) en el síndrome mielodisplásico (preleucemia), es debido a su composición bioquímica. El jugo de hierba de trigo es NECESARIO para pacientes de cáncer de cualquier tipo, tanto si han sido operados, como si han pasado por la quimio/radioterapia, como si no tienen tratamientos alopáticos. La superóxido dismutasa (SOD), el selenio y el laetrile (vitamina B-17, amigdalina) presentes en la hierba de trigo matan a las células cancerosas, y la clorofila (sangre verde) aumenta la cantidad de glóbulos rojos y blancos de la sangre facilitando una curación más rápida.

Cáncer de mama

Los daños en la médula ósea (donde se fabrican los glóbulos sanguíneos) provocados por la quimioterapia pueden llegar a amenazar la vida del paciente. El número de glóbulos rojos y blancos puede llegar a ser anormalmente bajo. Hay medicamentos que son útiles para elevar el número de glóbulos sanguíneos, pero tienen efectos secundarios negativos y un algo coste. Se ha averiguado que beber el curativo jugo verde contribuye a producir niveles sanguíneos más sanos cuando se recibe la quimioterapia, disminuyendo de este modo la necesidad de medicamentos para reconstituir la sangre. Se ha visto que el jugo de hierba de trigo no disminuye la eficacia de la quimioterapia. Estos resultados preliminares necesitan confirmarse en un estudio de fase III.

REDUCE LA TOXICIDAD CUTÁNEA DE LOS RAYOS X

La terapia de rayos X profundos para el tratamiento del cáncer de mama puede estar plagada de complicaciones y reacciones negativas, llamadas «toxicidad cutánea». Esto significa, esencialmente, que tras el tratamiento la piel se vuelve inflamada, tiende a producir ampollas y a romperse, lo que lleva a dolores, dificultad de tratamiento e infección de las heridas. Por causa de la toxicidad cutánea, el paciente tiene que esperar más tiempo entre tratamientos para que la piel se recupere lo suficiente como para permitir el tratamiento siguiente. A su vez, esto tiende a reducir las probabilidades de curación.

Tratamiento de la migraña

La migraña es un dolor de cabeza grave y recurrente que puede provocar un dolor debilitante durante horas sin límite. Aunque no existe cura para la migraña, los remedios caseros y los cambios de estilo de vida pueden hacer mucho para reducir los síntomas. La hierba de trigo, que es una fuente concentrada y fácilmente digerible de nutrientes, se usa comúnmente como suplemento en toda clase de enfermedades, incluso la migraña. Contiene sustancias químicas que muestran propiedades antioxidantes y antiinflamatorias útiles para la migraña y la salud en general. El tratamiento de hierba de trigo supone normalmente el consumo diario de una cantidad pequeña de jugo de hierba de trigo recién exprimido.

Talasemia (sangre marina)

El doctor Ram K Maratha, del departamento de pediatría del PGI, manifestó al periódico *The Times of India*. «...lo que hemos averiguado de los pacientes que siguen esta terapia es que el intervalo entre transfusiones de sangre ha aumentado entre 25 y 30 días. Anteriormente, los pacientes de talasemia debían recibir una transfusión cada dos semanas. Sin embargo, aún estamos estudiando la eficacia de este tratamiento. Varios pacientes de la unidad de talasemia (una forma hereditaria de anemia, que se da principalmente en personas de origen mediterráneo y que se caracteriza por la síntesis

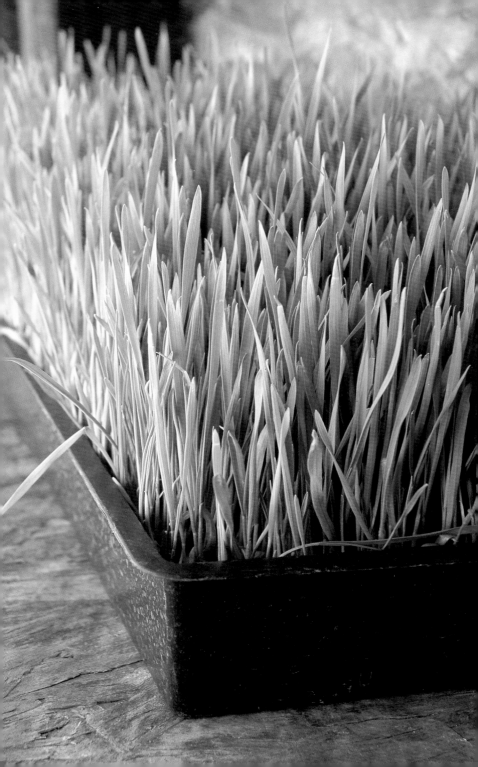

anormal de hemoglobina y, consecuentemente, por un período vital menor de los glóbulos rojos) empezaron a consumir jugo de hierba de trigo tras informes anecdóticos sobre los efectos beneficiosos de la misma. Estas experiencias favorables motivaron evaluaciones que todavía estamos realizando».

REFERENCIAS

Boehme, *Cahey Clinical Bulletin*, (1946) «The Treatment of Chronic Leg Ulcers with Special Reference to Ointment Containing Water Soluble Chlorophyll». (4), p. 242.

Bowers. (1947) «Chlorophyll in Wound Healing and Superlative Disease». *The American Journal of Surgery*, p. 245.

Coli and Babb., (1948) «Study of a New Stimulatory Growth Factor,» *Journal of Biological Chemistry* (174) p. 405.

Friedman and Friedman. (1939), «Gonad tropic Extracts from Green Leaves». *American Journal of Physiology* (125), p. 486.

Gomez, Hartman and Dryden, (1941) «Influence of Wheat Grass Juice Extract on Rats (as research).*The Journal of Dairy Science* (24), p. 507.

Gomez. (1942) «Further Evidence of the Existence and Specificity of an Orally Activity in Plant Juice Preparations». *The Journal of Dairy Science* (25), p. 705.

Hughes and Letner. (1936) «Chlorophyll and Hemoglobin Regeneration,» *American Journal of Medical Science*, p. 188-206.

Illingworth. (1939), «Hemorrhage in Jaundice (Use of Dehydrated Cereal Grass)». *Lancet*. (236), p.1031

Juul-Moller and Middelsen. (1948). «Treatment of Intestinal Disease with Solutions of Water Soluble Chlorophyll». *The Review of Gastroenterology*, (15), p. 549.

Kohler, Elvahjem and Hart. (1936) «Growth Stimulating Properties of Grass Juice,» *Science*, p. 445.

Kohler, Elvahjem and Hart. (1938),»The Relation of the Grass Juice Factor to Guinea Pig Nutrition».*Journal of Nutrition*,(15), p. 445.

Kohler, Randle and Wagner. (1939) «The Grass Juice Factor». *Journal of Biological Chemistry,* (128), p. 254.

Kohler. (1944)»The Effect of Stage of Growth on the Chemistry of the Grasses». *The Journal of Biological Chemistry*, p. 215-223.

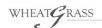

Miller. (1941) «Chlorophyll for Healing». *Science News Letter*, marzo (15), p. 171.

Offenkrantz. (1950), «Water-Soluble Chlorophyll in Ulcers of Long Duration». *Review of Gastroenterology*, (17), p. 359-367.

Patek. (1936) «Chlorophyll and Regeneration of Blood,» *Archives of Internal Medicine*, p. 57-76.

Randle, Sober and Kohler. (1940) «The Distribution of the Grass Juice Factor in Plant and Animal Materials». *The Journal of Nutrition*, (20), p. 459.

Rhoads. (1939) «The Relation of Vitamin K to the Hemorrhagic Tendency in Obstructive Jaundice (Dehydrated Cereal Grass as the Source of Vitamin K)». *Journal of Medicine*, (112), p. 2259.

Waddell. (1939) «Effect of Vitamin K on the Clotting Time of the Prothrombin and the Blood (Dehydrated Cereal Grass as the Source of Vitamin K)». *Journal of Medicine*, (112), p. 2259.

Hagiwara, Yoshihide. (1981), *Green Barley Essence: A Surprising Source of Health as wheat grass on migraine Tokyo*, Japan: Association of Green and Health Distributors, p. 512.

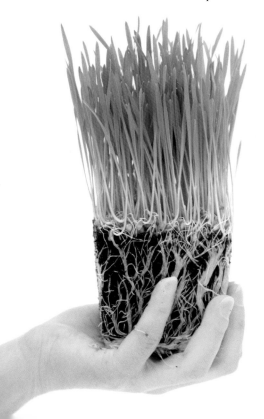

BIBLIOGRAFÍA

Édgraff, Loraine R., *Growing and Using Wheatgrass*, Atlantic Publishing Group, Ocala, Florida, 2011.

Gracia, Ángel. *La dieta del delfín*, Editorial Sirio, Málaga, 2013.

Hagiwara, Yoshihide. *Green Barley Essence: The Ideal Fast Food*, Keats Publishing, 1985.

Hunsberger, Eydie Mae. *Eydie Mae's Natural Recipes*, Avery Publishing Group, Garden City Park, NY., 1984.

Hunsberger, Eydie Mae. *How I conquered Cancer Naturally*. Avery Publishing Group, Garden City Park, NY., 1999.

Jensen, Bernard. *Foods that Heal*, Avery Publishing Group, Garden City Park, NY., 1988.

Jensen, Bernard. *Health Magic Through Chlorophyll from Living Plant Life (Magick Survival Kit – Book One)*, Bi-World Pub., 1977.

Kirschner, H.E. *Nature's Healing Grasses*, H. C. White Publications, 1962.

Kulvinskas, Viktoras. *Survival into the 21st Century: Planetary Healers Manual*, 21st Century Bookstore, 1975.

Meyerowitz, Steve. *Wheatgrass – Nature's Finest Medicine*, Book Publishing Company, Summertown, TN, 2006.

Ruppenthal, R. J. *How to Sprout Raw Food: Grow an Indoor Organic Garden with Wheatgrass, Bean Sprouts, Grain Sprous, Microgreens and More*, Create Space Ind., 2012.

Russell-Manning, Betsy. *Wheatgrass Juice: Gift of Nature*, Nutri Books Corp., 2000.

Sandoval, David. *The Green Foods Bible*, Freedom Publishing Company, 2007.

Schell, Sandy. *Wheatgrass Juice the Easy Way: Secrets of Easy, Tasty & Inexpensive Wheatgrass Juice for Everyone*, Create Space Independent, 2013.

Sibold, Ronald. *Cereal Grass, Nature's Greatest Health Gift*, Keats Publishing, Inc., New Canaan, CT., 1991.

Simonsohn, Barbara. *Barley Grass Juice: Rejuvenation Elixir and Natural, Healthy Power Drink*, Lotus Press, 2001.

Smith, Li. *Wheatgrass Superfood for a New Millennium*, Vital Health Publishing, Danbury, CT, 2000.

Swope, Mary Ruth. *Green Leaves of Barley: Nature's Miracle Rejuvenator*, Words Written & Spoken, 1996.

Székely, Edmond Bordeaux. *El evangelio de los Esenios III y IV*, Editorial Sirio, Málaga.

Székely, Edmond Bordeaux. *El evangelio de los Esenios*, Editorial Sirio, Málaga, 1988.

Wigmore, Ann. *Salud y vitalidad con la hierba del trigo*, Océano Ambar, 2008, 1988.

Wigmore, Ann. *The Hippocrates Diet and Health Program*. Avery Publishing Group, Garden City Park, NY., 1983.

Wigmore, Ann. *The Wheatgrass Book: How to Grow and Use Wheatagrass to Maximize Your Health and Vitality*. Avery Publishing Group Trade, Garden City, Nueva York, 1985.

Wigmore, Ann. *Why Suffer?*, Book Publishing Company, Summertown, TN, 2013.

Winchester, Julia. *Whetgrass: Growing and Juicing for Better Nutrition*, Cardigan River LLC, 2012.

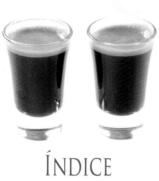

ÍNDICE